EXPOSITION

ET

DEMONSTRATION

PUBLIQUES

DE LA

THERIAQUE D'ANDROMAQUE,

ET DE

LA THERIAQUE CELESTE

Par *JACQUES LIEGE*, *Apothicaire du Roy*, *rue St Honoré*;
vis - à - vis S. Roch. A Paris 1747.

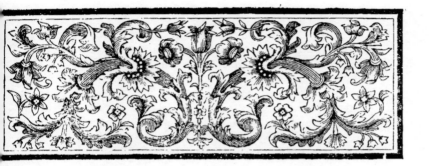

EXPOSITION
ET
DEMONSTRATION
PUBLIQUES
DE
LA THERIAQUE D'ANDROMAQUE,
ET DE
LA THERIAQUE CELESTE,

A Thériaque d'Andromaque est généralement connue & adoptée par la Médecine de tous les païs. Toutes les Nations la font composer avec soin ; & ce n'est pas sans raison que quelques-uns l'ont nommée la Reine des Médicamens. Son efficacité contre les poisons & contre la morsure des bêtes venimeuses est constatée par les plus grands éloges, qu'on en a faits dans une suite de plusieurs siécles. Mithridate, Roi de

A

Pont, eft celui qui a le plus contribué à cette compofition ; il avoit fait des expériences particulieres des remèdes qui réfiftent aux poifons. Il en unit plufieurs enfemble, & à la fin compofa le fameux antidote de fon nom. L'Hiftoire nous apprend qu'avec ce fecours il fe garantit du poifon pendant toute fa vie, & que dans la défaite de ce Roi, Rome compta cet antidote au nombre de fes plus riches dépouilles. Le Mithridate étoit même en grande réputation dans cette ville long-temps avant que l'Empereur Néron eût ordonné à fon premier Médecin de compofer la Thériaque. Andromaque fe fervit utilement du Mithridate, en y faifant quelque changement. Il n'y retrancha que quelques ingrédiens, y ajouta les Scilles & les Viperes, qui ont le plus contribué au nom de Thériaque qu'il lui donna. Il augmenta la dofe de l'opium, il en compofa un traité en vers Elégiaques, qu'il dédia à l'Empereur fon maître. Neron n'admira pas moins la beauté, la douceur, & l'élégance des vers, qu'il eftima les grandes vertus du remède.

La Thériaque n'eut pas moins d'éclat fous Antonin, Marc Aurelle, & tant d'autres Princes. Dans les premiers temps de cette grande compofition, elle n'étoit faite que par l'ordre exprès de ces maîtres du monde. Elle n'étoit même confiée qu'à leur premier Médecin & aux grands-maîtres de l'Art. Galien nous apprend dans fon livre *De Theriaca ad Pif.* qu'elle fut rendue publique fous de grands Empereurs, pour fervir aux Magiftrats & aux Généraux d'armée.

Le même Auteur dit auffi *L. 1. de Antidot.* que les efpeces néceffaires pour cette grande compofition furent apportées de la grande Syrie, de Paleftine, d'Egypte, de Cappadoce, de Pont, mais fur-tout de Macédoine; des Provinces fituées vers le couchant, & des contrées où vivoient les Maures. Cela nous fait bien voir qu'ils n'épargnérent, ni dépenfe, ni foin, ni peine ; & qu'il n'y eut point de difficulté, qu'ils ne vouluffent furmonter, pour fe procurer un remède dont ils avoient une fi grande idée.

Il semble que ce grand remède ait suivi le fort de ce
superbe Empire ; que dans sa décadence , il soit tombé
dans l'oubli , pour ne pas dire dans le mépris. Il y de-
meura fort long-temps, soit par l'ignorance, l'avarice, ou
par la licence, que se donnoient ceux qui le composoient,
de substituer des drogues les unes pour les autres , lorsqu'elles étoient trop rares , trop difficiles à trouver , ou
trop cheres ; ce qui fut cause du peu d'effet qu'il pro-
duisoit. Il ne se trouve encore aujourd'hui que trop de
gens , qui, par une avarice sordide & une envie déme-
surée de gagner, sans science & sans autorité , font des
mélanges, qu'ils vendent à vil prix sous le nom de Thériaque ; ainsi que beaucoup d'autres compositions à qui ils
donnent des noms pompeux.

Venise est pour ainsi dire le seul lieu où la Thériaque
ait conservé une partie de sa splendeur dans les temps dont
nous venons de parler. C'est delà qu'elle a été distribuée
dans presque tout le monde entier, revêtue du sceau de
la République, & de l'autorité de ses Magistrats.

Le Grand-Seigneur, maître de ses contrées heureuses
qui produisent le vrai baume, les gommes odoriférentes,
& les bois aromatiques, la fait préparer avec grand soin
dans son Serrail, & ensuite distribuer dans ses armées.

Il s'est enfin trouvé en France des Artistes éclairés,
qui pour faire honneur à leur patrie n'ont épargné ni soin,
ni dépense pour la composition de la Thériaque & qui
en ont fait des dispensations publiques. Charas en a pu-
blié un traité ; plusieurs autres ont suivi son exemple, &
ont fait avec appareil des expositions de toutes les espèces
qui y entrent.

Un Seigneur de très-grande considération , aussi res-
pectable par sa piété, par la sublimité de son génie, par
la profondeur de ses connoissances, que par sa naissance,
n'a point dédaigné de la faire composer chez lui.

Je dirai bien plus, notre auguste Monarque a vu avec
plaisir l'exposition de la Thériaque faite par ses Apothicaires. Ce Prince à la vigilance & aux connoissances de

qui rien n'échappe, ne regarde point comme au-deſſous de lui de s'occuper quelquefois dans ſes délaſſemens, des opérations de la Chymie, où j'ai eu l'honneur, comme Artiſte, de travailler ſous ſes yeux.

Les Apothicaires de Paris en ont fait pluſieurs expoſitions & préparations publiques, que les Magiſtrats ont honorées de leur preſence, & où la Faculté de Médecine a aſſiſté. Il n'y a donc plus aucune raiſon aujourd'hui de préférer la Thériaque de Veniſe à la nôtre, puiſqu'elle eſt revêtue de la même publicité & authenticité; d'ailleurs le commerce nous donne les mêmes reſſources qu'à Veniſe, pour les drogues étrangeres qui y entrent. La Provence, le Languedoc & les Iſles d'Hieres, nous fourniſſent les plantes de notre païs : le Dauphiné & le Poitou donnent des viperes, qui valent les leurs : Paris dans ſes environs produit d'excellentes plantes, & renferme dans ſon ſein un jardin, où il n'eſt perſonne qui ne puiſſe ſe mettre en état de ne pas ſe méprendre dans la connoiſſance des ſimples.

La bonté du Roi, qui n'aime gueres moins le bien de l'Univers en général que celui de ſes propres ſujets, puiſqu'au milieu de l'éclat de ſes conquêtes, il ne ceſſe d'offrir la paix à l'Europe; le zèle pour l'avancement des arts & des ſciences du ſage Miniſtre à qui le Roi en a confié le ſoin, ſa vigilance & ſon attention font trouver avec magnificence dans ce lieu tout ce que l'univers peut fournir à cet égard.

Tout ce que je viens de dire ne regarde que la Thériaque d'Andromaque. Il en eſt encore une dont j'ajoute ici la diſpenſation; c'eſt la Thériaque Céleſte, connue auſſi ſous le nom de Thériaque de Straſbourg, & dont, juſqu'à préſent, on n'a point encore vu, que je ſçache, d'expoſition publique. Elle ne mérite pas moins d'éloges que celle d'Andromaque. La Maiſon de Wirtemberg a été long-temps en poſſeſſion de la recette de cette compoſition, qu'elle mettoit au nombre de ſes ſecrets les plus précieux; elle ne confioit le ſoin de la préparer qu'aux ſeuls Médecins & Apothicaires de leur maiſon. Elle eſt enfin devenue publique. C'eût été dommage d'avoir été privé d'un remède, qui ne le doit point céder à la Thériaque d'Andromaque, quoique moins chargé d'ingrédiens, & dont il est peu de ceux qui la composent, qui ne soient employés dans l'autre. L'opium, les viperes, le castoreum, le safran, les gommes & les baumes sont les principaux ingrédiens de toutes les deux. Les bois, les écorces, les fruits & les racines aromatiques y entrent aussi, quoique sous une forme différente. L'on n'a tiré de quelques-unes de ces simples que les parties les plus résineuses & les plus balsamiques. On a supprimé de quelques autres les parties ligneuses, grossieres & terrestres, pour n'en extraire que les parties les plus essentielles. Enfin l'on réunit dans la Thériaque Céleste sous un petit volnme, la vertu de tous les ingrédiens de l'ancienne. Cette nouvelle ne demande pas moins de connoissance, d'attention & de précaution de la part de l'Artiste, non-seulement dans le choix des drogues, mais encore dans les différentes opérations de chymie qui y sont multipliées, soit pour les différentes extractions des résines & des huiles essentielles, auxquelles il faut conserver, autant qu'il est possible, l'odeur, le goût, & toute la qualité du mixte dont on les tire, soit pour la préparation du bézoard mineral, du cinabre naturel & des sels volatils, soit enfin par l'union & le mélange de tant de différentes parties, dont il doit résulter un tout parfait.

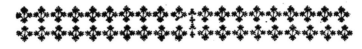

THERIACA MAGNA

D· ANDROMACHI SENIORIS·

EX GALENO.

℞ Trochifcorum Scylliticorum
libras duas & uncias decem.

Theriacorum,
Hedychroi,
Piperis longi,
Opii Thebaici, ana libram unam & uncias quinque.
Agarici albi,
Iridis Florentinæ,
Cinnamomi acuti,
Scordii,
Rofarum rubrarum exungulatarum & exficcatarum,
Seminis Buniadis,
Succi Glycyrrhizæ,
Opobalfami veri, ana uncias decem & dragmas
quatuor.

Radicum Pentaphylli,
Cofti Arabici,
Zinziberis,
Rhapontici veri,
Caffiæ ligneæ,
Calaminthes montanæ,
Foliorum Dictamni Cretici,
Verticillorum praffii albi,
Nardi Indicæ,
Stœchados Arabicæ,
Schœnanthos,
Croci,

Seminum Petroselini Macedonici,
     Piperis albi,
          nigri,
Myrrhæ Troglodyticæ,
Thuris masculi,
Terebinthinæ Chiæ, ana   uncias quinque & dragmas
                              decem.

Radicum Gentianæ,
     Acori veri,
      Mei Athamantici,
      Valerianæ majoris,
      Nardi Celticæ,
Foliorum Chamæpithyos,
      Chamædryos,
      Malabathri,
Comarum Hyperici,
     Polii montani,
Amomi racemosi,
Carpobalsami,
Cardamomi minoris,
Seminum Ammeos,
     Thlaspeos,
     Anisi,
     Fœniculi,
     Seseleos Massiliensis,
Succorum Hypocystidis,
     Acaciæ,
Styracis calamitæ,
Gummi Arabici,
     Sagapeni,
Terræ Lemniæ,
Chalcitidis ustæ, ana   uncias tres & dragmas quatuor.
Radicis Aristolochiæ tenuis,
Comarum Centaurii minoris,
Dauci Cretici,
Opopanacis,
Galbani,
Castorei,

Bituminis Judaïci,   ana   unciam unam & dragmas
quatuor.

Mellis albiſſimi optimè deſpumati   triplum ponderis
•pulverum.

Vini Hiſpanici,   quantitatem ſufficientem
diſſolvendis ſuccis., & gummi diluendis.

Mel in vino dilutum coquatur. Opium vino ſenſim di-
luatur. Gummi & reliqui ſucci ſimul vini ſufficienti quan-
titate diſſolvantur.

Primò opium dilutum cum toto melle permiſceatur ; poſt
ſuccus glycyrrhizæ ſolutus ; deinde gummi ; poſtea chalcitis ; tandemque balſamum ; tritique pulveres non affatim ,
ſed paulatim adjiciantur.

Maſſa verò ritè ſubacta per annum in vaſe clauſo ad fer-
mentationem reponatur.

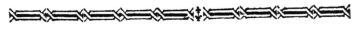

TROCHISCI SCYLLITICI.

R⁄ Medullæ Scyllæ coctione præparatæ , libras duas & uncias quatuor.

Farinæ Ervi albi tenuiſſimæ & cribatæ, libram unam ſemi.

Simul exquiſitè tunſæ , piſtillo ligneo , in mortario marmoreo , formentur in paſtillos ponderis drachmæ unius : in
umbrâ ſiccentur æſtate , vel ſuprà clibanum , alia tempeſtate.

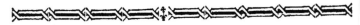

TROCHISCI THERIACORUM SEU VIPERINORUM.

R⁄ Carnis Viperarum ſelectarum , tempore idoneo collec-
tarum , præparatarum , cum Anetho viridi & ſale in
aquâ puriſſimâ , igne luculento, non violento , & in vaſe idoneo coctæ , & à ſpinis ſeparatæ , libram unam cum ſemiſſe.

Tere in pilâ marmoreâ piſtillo ligneo , ſenſim aſpergendo
medullæ panis triticei , albiſſimi , fermentati , arefactæ &
tenuiſſimè pulveratæ ,   uncias ſeptem cum dimidiâ.

Ita

Ita ut nulla Viperinæ carnis particula non contufa & non permixta appareat. Manibus inunctis opobalfamo , formentur Trochifci ponderis drachmæ unius , fupra fetaceum inverfum repofiti in umbrâ ficcandi.

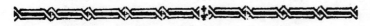

TROCHISCI HEDYCROI.

℞ Mari ,
Amaraci ,
Radicis Afari ,
Ligni Aloës,   ana   drachmas quatuor cum femi.
Schænanthi ,
Calami Aromatici ,
Phu Pontici ,
Xylobalfami ,
Opobalfami veri ,
Cinnamomi ,
Cofti Arabici ,   ana   dragmas fex , fcrupulos duos
                                          & gr. fex.

Myrrhæ ,
Folii Indici ,
Croci ,
Spicæ-Nardi ,
Caffiæ ligneæ ,   ana   unciam unam & drachmas
                                          quinque cum femiffe.
Amomi racemofi ,   uncias tres & drachmas tres.
Maftiches ,   drachmas duas & grana octodecim.
Ex his omnibus tritis , & cum vino Hifpanico fubactis ,
fingantur Trochifchi.

Je n'entrerai point dans un détail long & circonftancié de l'hiftoire de chaque efpece , qui entre dans la compofition de l'une & de l'autre Thériaque. Je me contenterai d'indiquer de quelle maniere on doit les connoître , les choifir & les préparer , en confidérant les lieux d'où elles viennent , leurs figures & leurs propriétés ; comment auffi

B

le mélange d'un si grand nombre de drogues, dont quelques-unes semblent avoir des qualités toutes opposées entr'elles, peuvent concourir à former cet antidote plus recommandable encore par les bons effets qu'il produit, que par une réputation de seize à dix-sept siecles & plus.

Malgré l'estime où a été la Thériaque d'Andromaque depuis si long-temps, personne n'ignore combien il y a eu d'Auteurs qui ont prétendu la décrier : mais pour mettre chacun en état de juger du vrai mérite de cet antidote, je vais donner les regles generales des compositions, pour qu'on puisse y rapporter la Thériaque, & par ce moyen reconnoître la vérité.

Je dirai donc que dans toute composition on doit se proposer une fin principale à laquelle on rapporte le tout.

La fin principale qu'ont eue ceux qui ont composé la Thériaque, a été d'avoir un remède pour guérir des poisons & de la morsure des bêtes venimeuses. Sans entrer dans l'explication de l'action des remèdes selon les Anciens, il est reconnu aujourd'hui qu'un des moyens de guérir de la plupart des poisons, de la morsure des bêtes venimeuses, & d'une infinité de maladies épidémiques, c'est de procurer une transpiration abondante ; par conséquent les aromates, l'opium & les viperes doivent être regardés comme la base de la Thériaque. L'on sçait, que l'effet de l'opium est de relâcher les fibres par ses parties volatiles, tenues, huileuses & mucilagineuses, & par-là d'exciter la transpiration. Tout le monde sçait aussi quelle est son action sur les nerfs ; les aromates sont joints à l'opium, tant pour développer ses parties, que pour corriger le trop grand relâchement que les nerfs souffriroient de son action ; & en même-tems pour réveiller le mouvement des solides, & pour atténuer les liquides ; les viperes fournissent de leur côté des parties d'un volatil doux & onctueux, & propre à réparer les forces.

La seconde regle est de ne point mettre trop de simples dans une composition ; mais de n'y faire entrer que celles qui en s'aidant réciproquement dans leur action, peuvent concourir à la même fin.

Il est certain qu'on pourroit retrancher de la Thériaque certain nombre de drogues, & diminuer la dose de
quelques-unes de celles qui y entrent, sans rien ôter de
son efficacité.

La troisieme regle à observer est que toutes les drogues qui entrent dans une composition, en s'unissant &
se combinant ensemble, concourent à lui conserver sa
forme, pendant tout le temps qu'on est obligé de la gar-
der.

Sur quoi je remarquerai, que comme plusieurs ingrédiens de la Thériaque, aromatiques, volatils, huileux
& salins s'aident en se développant les uns & les autres, &
augmentent leur efficacité par leur action réciproque;
leur subtilité deviendroit si grande, qu'ils se dissiperoient
en bien peu de temps, & formeroient un remède trop chaud
pour être pris intérieurement, si l'on n'y joignoit des drogues telles que les baumes, la térébenthine, les gommes,
les extraits doux & visqueux, qui, par leurs qualités balsamiques, mucilagineuses & onctueuses, puissent mo-
derer l'impétuosité des volatils, donner de la liaison &
de la souplesse à toutes les parties, & les maintenir dans
la même forme pendant long-temps.

La quatriéme regle est qu'on doit rendre toutes les compositions aussi agréables qu'il est possible, à la vue, à l'o-
dorat & au goût, sans rien diminuer de leurs vertus, &
faire ensorte qu'elles soient assez efficaces, pour que la
dose n'en soit que d'une quantité aisée à prendre.

La vue, l'odeur & le goût de la Thériaque ne sont
point désagréables; la dose n'est que d'une quantité mé-
diocre; si l'on y faisoit quelque retranchement, elle pourroit être réduite à un plus petit volume, & seroit moins
âcre. J'ajouterai avec Ludovici, que la quantité des scilles est un peu trop grande; avec Zwelfer, Charas, Le-
mery & d'autres, que je préférerois la poudre de la racine
de dictame à la farine d'orobes, qui ne peut faire qu'un
volume & un poids inutile dans cette composition; les
farines légumineuses étant d'ailleurs pesantes & difficiles
à digérer. Les mêmes Auteurs préferent aussi les viperes

avec leur foye & leur cœur fechés à l'ombre, à leur fimple chair bouillie avec l'aneth, le fel, & mêlées avec la
mie de pain, qui n'y eft pas plus utile que la farine d'orobes.

Quelques Auteurs parlent de fupprimer l'agaric & le
rhapontie, comme n'étant pas d'une grande efficacité.
Je ne fçai pas non plus, fi ceux qui ont mis les premiers
le Chalcitis, le connoiffoient bien ; il eft toujours à craindre, qu'avec la vertu ftyptique & aftringente qu'ils y ont
cherché, il ne fe trouve quelque chofe de cuivreux. Certainement la Thériaque d'où l'on fupprimeroit ce minéral,
ne perdroit tout au plus qu'un peu de fa couleur. Je réduirois auffi volontiers les trois efpeces de poivre à une
feule.

Comme toutes les defcriptions de la Thériaque font à
peu près les mêmes dans tous les difpenfaires ; que d'ailleurs il y en a des traités particuliers, je prie ceux qui
voudront en être plus inftruits d'y avoir recours, n'ayant
deffein que de faire une fimple démonftration, où j'expoferai fuccintement chaque efpece en particulier, en fuivant l'ordre de la formule.

Les Oignons de Scille, *Scilla vulgaris radice tuberofa, C. B. P. Ornithogalum Maritimum, J. R. H.*
C'eft un efpece d'oignon qui nous vient d'Efpagne, gros
à peu près comme une bouteille de pinte ; il y en a de rouges & de blancs ; le rouge eft le plus gros. Le Portugal,
l'Italie, le Languedoc, & les Côtes de Normandie en
produifent. Ces oignons ont d'autres ufages en Médecine. On les prépare pour notre compofition, en les faifant cuire au four enveloppés de pâte ; enfuite on en fépare les lames dont on tire la pulpe au travers d'un tamis
de crin ; après quoi on la mêle avec la farine d'orobes,
dont la femence eft légumineufe. Les fcilles n'ont nulle
odeur, elles font un peu âcres & ameres, & fort vifqueufes.

Les pastilles de Theriaque ou de Vipéres, *Vipera
noftras*, fe font avec la chair de Vipéres cuite avec l'aneth, le fel marin, mêlées avec la mie de pain. J'ai déja

dit avec plusieurs Auteurs, que les Vipéres féchées étoient préférables à cette préparation. J'ajouterai ici que l'ébullition fait perdre aux chairs de la Vipére ce que nous y cherchons uniquement , & que l'eau dans laquelle on les fait bouillir se charge de tout le volatil & de tout le balfamique dont elles abondent. C'est ce qui fait regarder aujourd'hui par nos Médecins le bouillon de Vipéres comme un des plus puissans restaurans. De grands Médecins de l'antiquité connoissoient déja les vertus de la chair de cet animal. Antoine Musa Médecin d'Augufte , conseilloit avec succès au rapport de Pline , de manger des Vipéres à tous ceux qui avoient de vieux ulcères. Craterus Médecin Grec , dont parle Cicéron , guérit fort heureufement un efclave dont les chairs fe féparoient des os , en lui ordonnant de fe nourrir de Vipéres. Galien rapporte aussi des histoires remarquables de guérisons produites par le même usage de ce remède. Les Vipéres entrent dans la Thériaque célefte.

Comme les efpéces qui composent les Trochisques HEDYCROI fe trouvent presque toutes dans notre difpenfation, de même que le vin d'Espagne avec lequel on les forme, je n'en parlerai que dans le lieu où elles fe trouveront placées, & je crois qu'il seroit suffifant d'ajouter le furplus de celles qui composent ces Trochisques à la difpenfation de la Thériaque , à dofe proportionnée , nonfeulement pour abbréger un travail inutile ; puisqu'il faut piler de nouveau ces Trochisques avec les autres poudres, mais encore parcequ'il peut fe perdre par la trituration réitérée quelques parties des plus subtiles des aromates.

LE MARUM. *Marum cortufi J. B. Chamædrys maritima incana frutefcens , foliis lanceolatis J. R. H.* Eft une petite plante, qui poufle beaucoup de branches, comme le thym ; fes feuilles font vertes deffus , blanches deffous, pointues en forme de fer de lance ; elle a une odeur affez forte , un goût acre & piquant ; elle croît dans les pays chauds : on la cultive aussi dans les jardins.

LA PETITE MARJOLAINE. *Sampfucus , five ama-*

vatus latinis Majorana Cordi. Eft une plante affez con-
nüe, que l'on cultive dans les jardins fous le nom de petite Majolaine ; elle eft d'une odeur forte, aromatique,
agréable, d'un goût acre & amer.

LE CABARET, ou oreille d'homme, *afarum C. B. P.
& J R. H.* eft une plante dont on emploie ici la racine,
qu'il faut choifir nouvelle, & la bien monder ; elle eft un
peu acre & amere. C'eft un violent purgatif & fes feuilles
font fort fternutatoires.

LE BOIS D'ALOËS, *lignum aloës, xyloaloës, agal-
lochum & lignum aloës officinarum C. B. P.* Le bois d'Aloës
que nous employons, font des fragmens d'un grand arbre
qui croît en plufieurs lieux de la Chine. On le doit choifir péfant, dur, compact, réfineux, d'une couleur jaunâtre
approchante de celle du bouis, d'une odeur douce &
agréable, brulant & s'enflammant facilement, & répandant en brulant une odeur fuave. Sa réfine entré auffi dans
la Thériaque Célefte.

LE BOIS DE BAUME, *xylobalfamum,* eft l'arbre
qui produit le baume de Judée, foit naturellement, foit par
des incifions qu'on lui fait ; il n'y avoit autrefois que le
pays de Jéricho qui le produifit, aujourd'hui on en ap-
porte beaucoup du Caire & de la Mecque ; nous n'en recevons que des fragmens.

LE MASTIC, *maftiche, refina lentifcina.* Eft une réfine, qu'il faut choifir en belles larmes blanches, nettes,
claires, tranfparentes, d'une odeur de réfine & de baume.
Le plus eftimé nous vient de l'ifle de Chio. Les Orientaux en font un grand ufage fur-tout les femmes qui en
mâchent beaucoup, il entre dans la Thériaque Célefte.
Ces fix articles font de la formule des Trochifquès HE-
DYCROI. Je reprends la fuite de notre defcription.

LE POIVRE LONG, *piper longum Orientale C. B. P.
Macropiper.* Eft un fruit qui nous vient des Indes, de la
groffeur & de la longueur du doigt d'un enfant, rond &
relévé de plufieurs petits grains joints fi étroitement les
uns aux autres, qu'ils ne font qu'un même corps. Il eft
de couleur grife tirant fur le roux. Il a un goût acre, aro-

matique & piquant. Il faut prendre garde qu'il ne soit caꞁ
rié. A l'occasion du poivre long je parlerai tout de suite
DU POIVRE NOIR & DU POIVRE BLANC , *piper*
rotundum-nigrum C. B. P. Piper rotundum-album C. B. P.
Leucopiper. Comme ces deux espéces de poivre se ressemblent assez , & selon toutes les apparences ne sont que
le même , je n'en ferai pas deux articles ; ils sont assez con-
nus dans les cuisines ; le blanc ne différe du noir qu'en ce
qu'il est écorcé ; on les doit choisir l'un & l'autre en gros
grains entiers , bien nourris , acres , piquans , aromatiques , d'une odeur pénétrante ; ils nous viennent de Java ,
de Malabar. Ils sont produits par des plantes sarmanteu-
ses. Il y a d'autres espéces de poivre , dont je ne parlerai
point.

L'OPIUM , est une des principales drogues de notre
composition. C'est une substance gommeuse & résineuse , molasse , qui se durcit en vieillissant ; il découle en
forme de liqueur laiteuse , des têtes de pavots , par quelques incisions qu'on leur a faites. Il se condense au soleil ;
nous le recevons en masses ou pains orbiculaires , à peu près
de la grosseur du poing , envelopé dans les feuilles de sa
plante. On doit le choisir le plus net qu'il est possible ,
d'une couleur noirâtre , tirant sur le roux , d'une odeur
forte , désagréable & dégoutante , d'un goût amer & un
peu acre ; le plus estimé autrefois étoit celui de Thèbes ,
dont il porte le nom. L'Egypte & plusieurs autres lieux
en produisent d'aussi bon. Les Orientaux en font un grand
usage , & le prennent à grande dose. Quelques Auteurs
ont parlé d'Opium en larmes , qu'ils n'ont sans doute connu
que de nom ; puisque toutes les relations & nos Voya-
geurs conviennent que celui que nous employons , est le
même dont les Orientaux font usage. Si nous l'avions assez pur , il n'auroit besoin d'aucune préparation ; on le
mettroit en poudre avec les autres drogues ; pour le dé-
purer on en tire l'extrait. *V. Extr. Opii.* Tout le monde ,
sçait de quel secours il est dans la Médecine. Il entre aussi
dans la Thériaque Céleste.

L'IRIS *de Florence , Iris alba Florentina C. B. P. &*

J. R. H. Eſt une racine blanche, groſſe comme le pouce, quelquefois un peu plus longue, dure, compacte, caſſante, d'une odeur douce, agréable, approchante de celle de la violette.

L'A G A R I C, *Agaricus ſive fungus laricis C. B. P. & J. R. H.* Eſt une excroiſſance fongueuſe, qui naît ſur le trône du larix & de pluſieurs autres arbres. L'on croit que ſon nom lui vient de la Province d'Agarie, ou du Fleuve Agarus dans la Sarmatie Européenne d'où les anciens le tiroient. L'Italie, le Trentin, la Savoye, & le Dauphiné en produiſent. Nous devons préférer celui du Levant. On le doit choiſir en gros morceaux, blanc, leger, friable, ayant peu d'odeur ; d'un goût un peu doux d'abord & enſuite fort amer, un peu acre. C'eſt cette eſpéce que l'on appelle femelle, pour la diſtinguer d'une autre qui eſt ligneuſe, péſante, jaune ou brune appellée l'Agaric mâle, que les Teinturiers employetn pour teindre en noir.

L a C a n e l l e, *cinnamomum acutum, ſive Canella alba Zæilanica. C. B. P.* C'eſt la ſeconde écorce d'un arbre que l'on nomme Canellier, qui croît dans l'Iſle de Céylant. On la doit choiſir en morceaux longs, minces, bien roulez dans leur longueur, de couleur rouſſe, ou jaunâtre, tirant ſur le rouge, d'une odeur ſuave & agréable ; d'un goût piquant & aromatique. Elle entre dans les Trochiſques *Hedycroi*, & ſon huile eſſentielle entre dans la Thériaque Céleſte.

L e S c o r d i u m, *Chamadrys paluſtris caneſcens, ſeu ſcordium officinarum J. R. H.* Eſt une plante connue ſous le nom de germandrée aquatique. Elle vient dans les lieux humides & marécageux, on doit la cueillir, quand elle eſt en fleurs ; elle a un goût amer, ſtyptique, un goûtd'ail, ſon extrait fait partie de la compoſition de la Thériaque Céleſte.

L e s R o s e s rouges, *Roſa rubra. C. B. P.* Ce ſont des fleurs connues ſous le nom de roſes de Provins ; on les doit choiſir de belle couleur, on les cueille en boutons, avant qu'ils ſoient épanouis, on coupe de l'extrémité de ce bouton tout ce qui n'eſt pas d'un beau rouge.
Leur

Leur odeur augmente à mesure qu'elles perdent leur humidité ; il les faut choisir nouvelles de belle couleur.

LA SEMENCE DE BUNIAS, *Napus sylvestris. C. B. P. & J. R. H.* Est celle du navet sauvage, elle est ménue, ronde, brune, tirant sur le roux, d'un goût amer & acre, il faut la choisir nouvelle.

LE SUC DE RÉGLISSE, *Glycyrrhisa siliquosa, vel germanica C. B. P. & J. R. H.* Est l'extrait de la racine d'une plante assez connue, qui nous vient d'Espagne, en bâtons d'environ quatre onces. On doit les choisir noirs, cassants, luisants, & unis en dedans, qui ne soient point graveleux, & d'un goût doux un peu amer, assez agréable, rejetter celui qui a le goût de brûlé.

L'OPOBALSAME, le Baume de Judée, ou de la Mecque, *Balsamum Judaicum. Balsamum prosp. Alpin.* Est une substance liquide, balzamique, huileuse, limpide, blanchâtre, qui découle d'elle-même, ou des coupures que l'on a faites à l'arbrisseau qui le produit. Il doit être d'un goût acre, aromatique, amer, d'une odeur suave, agréable & balsamique ; il vient de la Syrie, de la Mecque & du Grand Caire. Il s'épaissit & jaunit en vieillissant ; il entre dans les Trochisques *Hedycroi.*

LA RACINE DE QUINTE-FEUILLE. *Pentaphyllum, quinquefolium majus repens. C. B. P. & J. R. H.* Nous nous servons de la seconde écorce de la racine de cette plante, que l'on découpe en tournant pour avoir cette seconde écorce, que l'on tortille ensuite. Elle est rougeâtre extérieurement ; blanche en dedans, d'un goût légèrement acre & styptique.

LE COSTUS D'ARABIE. *Costus Arabicus iridem redolens. C. B. P.* Est une racine dont il y a plusieurs espéces ; je ne parlerai que du Costus de notre dispensation. Il doit être choisi de la grosseur du pouce, de la longueur du doigt, de couleur grise en dehors, blanchâtre en dedans, d'une odeur aromatique approchante de celle de l'Iris, d'un goût un peu acre & amer. Il entre dans les Trochisques *Hedycroi.*

LE GINGEMBRE, *Zinziber pisonis & C. B. P.* Est

C

une racine longue presque comme le pouce, à demi ronde, un peu applatie, d'une couleur blanche, grise ou brune, résineuse, d'un goût acre, aromatique, & piquant.
Il faut rejetter celui qui est filandreux & carié. Cette racine vient des Isles Antilles.

Le Rhapontic, *Rhaponticum prosp. alpin. rhabar-*
barum forte dioscorid. J. R. H. Sa racine est assez ressemblante à la rhubarbe, plus légere, moins compacte & moins
amére, un peu visqueuse quand on la mâche, elle donne
aussi une teinture moins colorée ; on doit la choisir d'une
belle couleur, nouvelle, non cariée.

La Casse ligneuse, *Cassa officinarum hernandes.*
Est une écorce qui a beaucoup de rapport avec la Canelle, moins vive en couleur, plus épaisse, un peu moins
piquante & aromatique, elle se dissoud en partie dans la
bouche lorsqu'on la mâche, & donne un peu de viscosité,
ce que ne fait pas la Canelle. L'arbre qui l'a produit, est
aussi ressemblant à celui de la Canelle, & vient des mêmes lieux. Elle entre dans les Trochisques *Hedycroi.*

Le Calament, *Calamintha officinarum C. B. P. &*
J. R. H. Est une plante qui vient dans plusieurs lieux. On
préfére celui des montagnes à celui des lieux aquatiques ;
toute la plante est aromatique, on la cueille quand elle est
en fleurs.

Le Dictame de Crete, *Dictamnus Creticus.*
J. R. H. Est une plante dont les feuilles sont de la largeur
de l'ongle du pouce, un peu épaisses, cotoneuses, blanches,
chargées de duvet dessus & dessous, d'un goût piquant &
aromatique, d'une odeur agréable. Ses fleurs sont bleues
tirant sur le perpurin. Il en vient en plusieurs lieux : Vir-
gile, *Eneid. l. XII.* fait mention du Dictame du Mont-
Ida en Créte à l'occasion de la blessure d'Enée que Venus
guérit avec cette plante, ajoutant que les Chevreuils y ont
recours quand ils sont blessés.

Le Marube blanc, *Marrubium album vulgare.*
C. B. P. Vel prassium album. Est une plante dont les feuilles
sont d'un velu blanchâtre, ridée, ayant une odeur de citron, & le goût un peu amer. Ses fleurs sont verticillées,

ou rangées par étage , comme par anneaux le long de la tige. Cette plante eſt fort commune.

LE NARD DES INDES, *Spicas nardi & Spica indica officina-rum C. B. P.* eſt une eſpéce d'épi longcomme le doigt, garni de poils longs, rougeâtre ou brun , d'une odeur aſſez forte , d'un goût amer, âcre, & aromatique ; il nous vient des Indes & eſt à préférer à celui qui vient de Suiſſe & d'autres lieux. L'Ecriture nous apprend qu'il faiſoit la baſe du parfum précieux que la Femme péchereſſe répandit ſur la tête du *Sauveur* , & qu'il pouvoit être vendu plus de trois cens deniers. Il falloit que dans ce temps - là il fût bien rare & bien précieux. Il entre auſſi dans la Thériaque Cé-leſte & dans les Trochiſques *Hedycroi.*

LE STOECHAS D'ARABIE , *Stoechas purpurea* C. B. P. & J. R. H. eſt la fleur d'une plante , qui a le port de la lavande & lui reſſemble fort ; mais plus petite , ſes épis ſont auſſi plus petits ; ils portent à leur extrémité un petit bouquet de fleurs de couleur bleue ou purpurine. Cette plante croît auſſi dans le Languedoc & en Provence , ſur-tout aux Iſles d'Hieres anciennement appellées Stoecha-des ; elle eſt aromatique , un peu âcre & amere.

LE SCHE'NANTHE ou Jonc odorant *Schœnantum Juncus odoratus ſive aromaticus.* C. B. P. eſt une plante qui croît en abondance dans la Province de Nabathée , Province de l'Arabie heureuſe & au pied du Mont Liban , il y vient en ſi grande quantité qu'il ſert de fourage & de litiere aux chameaux, ſes tiges s'élévent à la hauteur d'un pied , de la groſſeur & de la forme de la paille d'orge, fort odo-rante, d'un goût acre , aromatique , & pénétrant , elles entrent dans les Trochiſques , *Hedycroi.*

LE SAFRAN *Crocus Sativus* C.B.P. & J.R.H. eſt une plan-te bulbeuſe liliacée, qui a un petit pedicule qui ſoutient une ſeule fleur, à peu près comme celle du cochique, diſpoſée comme celle du lys, mais plus petite , du milieu de laquelle naît une petite houppe partagée en trois cordons, décou-pée en crête de cocq , d'une belle couleur rouge agréable, d'une odeur forte , ſuave & pénétrante, d'un goût amer , acre & piquant. On le cultive en pluſieurs lieux. Nous préférons celui du Gatinois ; il le faut choisir nouveau , de belle couleur , odorant , en ôter les feuilles jaunes ou blanches ; il entre dans la Thériaque Céleste , dans les Trochisques *Hedycroi* , & à d'autres usages en Médecine.

LE PERSIL DE MACEDOINE , *Apium Macedonicum* C. B. P. *petroselinum Macedonicum* LOB. C'est la semence d'une plante , qui a pris son nom du lieu d'où elle vient ; elle est plus petite & plus aromatique que celle de notre persil ordinaire.

J'ai parlé du Poivre noir & du poivre blanc en parlant du Poivre long.

LA MYRRHE *Myrrha* C. B. P. est une larme gommeuse & résineuse qui nous vient de l'Arabie , de l'Abyssinie , & du pays des Troglodytes , dont elle a retenu le nom. On doit la choisir en beaux morceaux en forme de larmes , transparente , d'une couleur brune , jaunâtre , tirant sur le rouge , facile à rompre , odorante , d'un goût amer & désagréable. Elle entre dans les Trochisques Hedycroi & dans la Thériaque Céleste.

LOLIBAN ou encens , *Thus sive Olibanum officinarum* C. B. P. est une résine qu'il faut choisir en belles larmes blanches ou jaunâtres , odorante. Elle vient du Mont dont elle porte le nom , & en plusieurs lieux de l'Arabie Heureuse. L'Encens répand beaucoup de parfum , lorsqu'on le brûle.

LA TEREBENTHINE DE CHIO , *Terebenthina Chia* , est une substance résineuse , liquide , claire , transparente , qui découle par l'incision faite à un arbre appellé Térebinthe. Il la faut choisir d'une consistance moyenne , d'une odeur suave , balsamique , pénétrante , d'une couleur jaune , verdâtre. Elle a un goût âcre & désagréable , plusieurs autres arbres en produisent ; & il en vient aussi de plusieurs lieux de l'Arabie , de l'Isle de Chypre , de Venise , d'Italie , des Landes de Bordeaux.

LA GENTIANE , *Gentiana cruciata* C.P.B. & J.R.H. est la racine d'une plante , qui croît dans plusieurs lieux sur les montagnes. Les feuilles de cette plante ressemblent

beaucoup à celles de l'Hellebore blanc. On doit la choisir
en racines affez longues, groffes comme le bras d'un
enfant, liffes, brunes au-dehors, jaunes en-dedans, fpon-
gieufes, d'un goût âcre & très-amer. L'on dit qu'elle a
pris fon nom d'un Roi d'Illyrie nommé Gentius, qui en
avoit découvert la vertu ; fon extrait entre dans la Thériaque Célefte.

L'Acorus vrai, *Acorus verus*, *falfo calamus aromaticus* GERARDI. eft une racine longue, de la groffeur du
pouce, garnie de petits filaments, nouée comme par arti-
culation, d'une fubftance legere, fort poreufe, rougeâtre
en-dehors, blanche en-dedans, d'un goût amer, âcre &
mordicant, d'une odeur forte, affez agréable, & aromatique ; il la faut choisir nouvelle, bien faine, non ver-
mouluc. Elle entre dans les Trochifques Hedycroi.

Le Meum, *Meum foliis anethi.* C.B.P. & J.R.H.
eft une racine longue d'environ neuf à dix pouces, de la
groffeur du petit doigt, brune en-dehors, blanchâtre en-
dedans, d'un goût piquant, âcre, & aromatique, d'une
odeur pénétrante affez agréable.

La grande Valeriane, *Valeriana fylveftris major*
C.B.P. & J.R.H. *Phu ponticum*, eft une racine groffe
comme le pouce, longue, garnie en-deffous de gros fi-
lamens, qui lui fervent comme de pattes ; elle eft grisâtre
extérieurement, blanche en-dedans, d'une odeur & d'un
goût défagréable, fort pénétrant, âcre, aromatique. Il y
en a de plufieurs efpèces. Elle entre dans les Trochifques
Hedycroi, fon extrait entre dans la Thériaque Célefte.

Le Nard Celtique, *Nardus Celtica diofcoridis* C.B.P.
valeriana Celtica J.R.H. C'eft une petite plante, dont la
tige porte une forte d'Epi. C'eft ce qui lui a donné le
nom de *Spica.* Sa racine eft petite, nouée, fibreufe, approchante de celle de la petite Valeriane, n'ayant pas l'o-
deur fi défagréable.

L'Ivette, *Iva arthritica chamæpytis lutea vulgaris* C. B.
& J.R.H. eft une plante rampante, produifant plufieurs
Rejettons, ou branches de la longueur de la main, cou-
vertes de quantité de feuilles longuettes, étroites, vertes,

velues , fort entaffées. Toute la plante eft affez odorante.

LA GERMANDRE'E , ou petit Chêne, *Chamædrys minor repens* C. B. P. & J. R. H. Petit Chêne par la conformité que ces feuilles ont avec celles de grand arbre. C'eft une petite plante qui pouffe fes tiges à la hauteur de la main, droites , grêles , fes feuilles font d'un beau verd , dentelées , un peu velues. L'on cueille cette plante lorfqu'elle eft en fleurs ; elle a peu d'odeur ; elle eft amere, le bois de Boulogne en produit : elle eft commune.

LA FEUILLE D'INDE , *Folium Indum* ou *Malabathrum & Folium Indum officinarum* , J. B. Ce font de grandes feuilles de la forme de celles du citronnier, de la longueur de la main , unies , liffes , vertes , ayant par - deffous trois nervures , qui vont d'une extrémité à l'autre. La plupart des Auteurs ne font point encore d'accord fur fon origine ; quelques - uns croient que cette feuille fe trouve fur l'eau , d'autres avec plus de vraifemblance affurent, que c'eft la feuille d'un arbre. Cette feuille qui fent le girofle , a fait croire mal-à-propos qu'elle étoit celle de giroflier. Elle vient de Cambaye & de Malabar , dont elle porte le nom. Elles entrent dans les Trochifques Hedycroi.

LE MILLEPERTUIS, *Hypericum vulgare*, C.B.P. & J.B.H. eft une plante de la hauteur d'un pied ou environ , dont les feuilles font demi rondes , longuettes , vertes , percées d'une infinité de petits trous , que l'on apperçoit au jour. Elle eft fort commune ; elle croît fur les bords des chemins , dans les bois, & dans les lieux incultes. Sa tige eft ronde , rougeâtre , s'étendant en plufieurs petits rameaux, qui portent à leurs fommets des fleurs jaunes , odorantes. On cueille l'Hypericum quand il eft en fleurs ; c'eft elle dont nous nous fervons ici.

LE POLIUM DE MONTAGNE , *Polium montanum luteum* , C. B. P. & J. R. H. eft une petite plante qui croît dans le Dauphiné , le Languedoc , & dans la Provence ; elle pouffe des tiges d'environ un demi pied , velues , cotonneufes , fes fommités font d'un jaune doré , d'une odeur affez aromatique , & d'un goût âcre.

L'Amome *Amomum racemosum* , C. B. P. C'est une grape contenant des coques rondes de la grosseur des grains de raisin, de couleur blanchâtre , & fragiles. Ces coques sont remplies de grains bruns , purpurins , odorans, d'un goût âcre aromatique. Il faut choisir les plus récents & les séparer de leur coque. Ils entrent dans les Trochisques Hedycroi.

Le Carpobalsame, *Carpobalsamum* , est le fruit d'un arbre qui porte le baume. Ce fruit est un peu plus gros que du poivre ordinaire , rond, oblong , attaché à une petite queue, formant une petite pointe à l'extrémité opposée. On doit le choisir bien nourri , sans être carié , d'une couleur brune , ridée , d'un goût approchant du Baume de la Mecque.

Le petit Cardamome , *Cardamomum minus vulgare*, Clusii. ainsi nommé pour le distinguer de deux autres espéces. C'est une petite gousse , ou coque triangulaire , oblongue, de couleur grisâtre , tirant sur le blanc , ayant une petite queue, renfermant de petites semences brunes, roussâtres , anguleuses , arrangées les unes sur les autres , divisées en trois loges , séparées par une petite pellicule mince. Il les faut choisir nouvelles , d'un goût âcre , mordicant , fort aromatique , de bonne odeur. Je ne parlerai point des autres espéces. Tous ces Cardamomes viennent des Indes , son huile essentielle entre dans la Thériaque Céleste.

La Semence Dammi , *Ammi parvum foliis fœniculi*, C. B. P. est une petite semence ressemblante à celle du céleri; il la faut choisir récente, aromatique, d'une odeur qui tient le milieu entre l'origan & le thym , d'un goût un peu âcre , amer. Elle nous vient de l'isle de Créte.

La Semence de Thlaspi , *Thlaspi vulgaris* , J. B. & J. R. H. est une petite semence ronde, brune rousse , âcre, pénétrante : elle est produite par une plante , qui s'éleve environ à la hauteur d'un pied; elle se trouve renfermée dans de petites capsules , ou gousses applaties. Il la faut choisir nouvelle , la bien monder; elle est fort commune.

L'Anis, *Anisum Herbariis*, C. B. P. *Apium anisum dictum semine suave olente majore*, J. R. H. l'anis de Tours. Cette sémence est trop connue de tout le monde pour en parler ; il le faut choisir nouveau, odorant, bien nourri, d'un goût agréable, aromatique, mondé de ses queues & de sa poussiere.

Le Fenouil doux, *fœniculum dulce majore & albo semine*, J. B. & J. R. H. il n'est pas moins connu que l'anis. On doit préférer celui qui vient de Florence, où il est cultivé, & dont il porte le nom, étant plus doux, plus agréable, mieux nourri, & plus aromatique que les autres especes.

Le Seseli. *Seseli Massiliense fœniculi foliis*, C. B. P. *fœniculum tortuosum*, J. B. & J. R. H. le Languedoc & la Provence en produisent beaucoup ; il nous est apporté de Marseille. Cette sémence est longuette, applatie, ressemblant assez au fenouil sauvage. Elle est odorante, âcre, aromatique ; on la doit choisir nouvelle, & la bien monder.

Le Suc d'Hypociste. *Hypocistis Cretica*, *flore purpureo*. Coroll. J. R. H. c'est le suc épaissi des rejettons qui viennent au pied du cistus. On le doit choisir de la consistance d'un extrait solide, uni, noir, luisant, aigrelet, n'ayant point d'odeur de brulé. L'isle de Candie en produit, ainsi que le Languedoc & la Provence.

Le Suc d'Acacia. *Acacia vera seu Ægyptiaca*, J. B. & J. R. H. Le suc d'acacia est tiré d'une sémence semblable aux lupins qui se trouve dans des gousses que produit l'arbre de même nom. On le doit choisir, solide, pesant, noir, tirant sur le roux, luisant, facile à rompre, d'un goût styptique.

Le Storax Calamite. *Styrax folio mali cotonei*, C. B. P. & J. R. H. est une gomme résineuse, qu'on doit choisir en larmes, ou en masse garnie de larmes, blancheâtre, rousse extérieurement, blanche en dedans, quand on les casse, répandant une odeur douce, agréable, aromatique. On l'apportoit autrefois le storax enveloppé dans des roseaux ; c'est ce qui lui a fait donner le nom de Calamite.

Il

Il y en a auffi de deux autres efpeces, le commun & le liquide. Il vient de la Syrie, de la Pamphilie & de la Cilicie. Il entre dans la Thériaque Célefte.

LA GOMME ARABIQUE. *Gummi Arabicum*, C. B. P. eft une gomme aqueufe, qui fe fond entiérement dans l'eau, que quelques-uns croyent produite par l'arbre d'où nous tirons le fuc d'acacia. On doit la choifir en beaux morceaux de toute groffeur, nette, blanche, claire, tranfparente : quand on la caffe, luifante, polie, pefante, infipide. Elle porte le nom du lieu d'où elle vient ; il en vient auffi d'Egypte. En France, les pruniers, les amendiers & les cérifiers produifent une gomme femblable, & qui peut être employée aux mêmes ufages ; il faut préférer la premiere.

LA GOMME SERAPHIQUE. *Sagapenum*, C. B. P. eft une gomme que l'on tire d'une plante férulacée. On doit la choifir en larmes, d'un blanc tirant fur le roux, ou iaunâtre, blanche en dedans, d'une odeur forte & pénétrante, approchante de celle du pin ; quand on la mâche longtemps, elle donne un goût d'ail défagréable. Elle fe diffout dans les liqueurs aqueufes.

LA TERRE SIGILLE'E. *Terra Sigillata aut terra Lemnia*, eft une terre graiffeufe, argileufe, douce au toucher, tendre, friable, s'attachant à la langue, jaunâtre ou blanche, tirant fur la couleur de chair. Nous la recevons en petits pains rondelets un peu applatis par l'empreinte d'un cachet qu'on y applique, fur lequel il y a quelques caracteres Turcs. Il la faut choifir ; la plus unie, la plus friable & la moins graveleufe ; elle vient de l'Ifle de Lemnos, dont elle a retenu le nom. On ne la tiroit autrefois qu'à certains jours marqués, & avec de grandes cérémonies.

LA CHALCITE. *Chalcitis nativa*, eft un vitriol calciné par une chaleur fouterraine. On le trouve en morceaux affez gros, pierreux, rougeâtre ou brun, traverfé quelquefois en dedans par des veines jaunes, brillantes & quelquefois cuivreufes. Il fe trouve dans les mines de vitriol & de cuivre. Il eft à craindre qu'il ne participe

D

quelquefois de ce métal. Il fe met en fufion au feu , & fe diffoud dans l'eau. Il a un goût de vitriol & fort ftyptique. Il vient de Suéde, d'Allemagne & de Hongrie.

LA PETITE ARISTOLOCHE. *Ariftolochia tenuis , Ariftolochia , Piftolochia dicta* , C. B. P. & J. R. H. eft une petite racine touffue , ayant en forme de chevelure plufieurs petites racines attachées à une tête. On doit la choifir nouvelle, bien nourrie, d'un goût amer & défagréable.

LA PETITE CENTAURE'E. *Centaurium minus* , C. B. P. & J. R. H. eft une plante qui pouffe de fa racine , une ou plufieurs tiges, grêles, quarrées, liffes, de la hauteur d'environ un pied ; fes feuilles font allongées. Oppofées l'une à l'autre , la fommité fe divife en plufieurs petits rameaux , qui foutiennent des fleurs amaffées les unes contre les autres , en maniere de petits bouquets de couleur rouge, tirant fur le purpurin , agréable à la vue, & quelquefois blanches ; l'on fait fécher ces fommités avec foin , enveloppées dans du papier. On la nomme fiel de la terre , à caufe de fa grande amertume. L'hiftoire fabuleufe nous apprend qu'elle guérit le Centaure Chiron d'une bleffure.

LE DAUCUS DE CRETE. *Daucus Creticus , Daucus foliis fœniculi tenuiffimis* , C. B. P. Celui de Créte doit être préféré à toutes les autres efpeces.

L'OPOPANAX eft une fubftance gommeufe & réfineufe on doit la choifir en larmes, ou maffes jaunâtres en dehors, blanches intérieurement. Il a une odeur & un goût fort pénétrant , défagréable. Il vient de la Syrie & de la Macédoine.

LE GALBANUM. *Galbanum* , C. B. P. *ferula Galbanifera*. LOBEL. & J. R. H. La gomme qui en vient fe diffoud dans le vinaigre & dans les liqueurs aqueufes. Il y en a de de deux efpeces, l'une en larmes & l'autre en maffe. L'on doit préférer celle qui eft en larmes , de couleur jaune dorée , blanche en dedans , d'une odeur forte , pénétrante & défagréable, d'un goût amer & acre , fe maniant comme de la cire. Le galbanum qui eft en maffe ne diftere de l'autre qu'en ce qu'il eft chargé d'ordures. Il vient de l'Arabie , de la Syrie & des Indes.

Le Castor, *Castoreum*, est une poche glanduleuse, située au bas du ventre de l'animal appellé Castor. Le mâle & la fémelle ont quatre de ces poches également ; ainsi ce ne sont donc point les testicules, comme l'ont cru quelques-uns d'après les anciens. Ces poches ont la figure de deux poires séches applaties jointes ensemble. Il faut choisir le Castoreum, le plus gros & le plus pesant, de couleur brune, d'une odeur volatile, forte, pénétrante & désagréable ; qu'il soit rempli, d'une matiere dure, cassante friable ; quand elle est séche, d'un brun jaunâtre, entrelassée de membranes déliées, d'un goût amer & âcre. Il en vient de plusieurs endroits, de Canada, de Moscovie & de Dantzick ; le dernier est le plus gros, le plus odorant & le meilleur. Il entre dans la composition de la Thériaque Celeste.

Le Bitume de Judée, *Bitumen Judaïcum, asphaltus*, est une matiere solide, dure, cassante, séche, friable, luisante, inflammable, ressemblant à la poix noire, insipide, presque sans odeur ; mais lorsqu'il brule, répandant une odeur désagréable, qui approche de celle du Karabé. Il se trouve en quantité sur la mer morte ou mer asphaltique.

Le Miel de Narbonne, *Mel Narbonense*. Tout le monde sçait ce que c'est que miel mâle ; c'est la substance, la plus pure, la plus onctueuse, la plus balsamique & la plus subtile que les abeilles tirent des fleurs, & sur-tout des fleurs odorantes. Il le faut choisir, blanc, grenu, solide, nouveau, d'une odeur aromatique, d'un goût doux, agréable, tirant sur l'amer. Celui de Narbonne doit être préfere aux autres especes, comme le plus aromatique.

Le vin d'Espagne, *vinum Hispanicum*. Tout le monde connoît aussi l'usage du vin. Nous employons celui d'Espagne, qui est aussi agréable qu'il est cordial ; il le faut choisir vieux, sans mélange. Andromaque demandoit le vin de Falerne, qu'il pouvoit avoir sans doute facilement. Celui d'Espagne ne lui céde en rien.

Ce sont là les différentes productions de la Nature dans les trois régnes, qui concourent à la composition de la

Thériaque ; mais il ne suffit pas de les lier ensemble avec le vin & le miel ; ce ne seroit qu'un amas de choses qui retiendroient presque chacune leurs qualités particulières : il faut qu'il en résulte un tout doué d'une qualité dominante : ce qui n'arrive que par le moyen d'un mouvement intime , qui développe certaines parties & les éxalte , qui aiguise les plus douces , & adoucit les plus fortes en les faisant se pénétrer mutuellement , & qui à la fin opére entre elles toutes une parfaite union. Ce mouvement qui part de l'intérieur du mêlange s'appelle fermentation & il dure environ six mois avant que de produire l'effet que l'on propose. Je n'entrerai point dans le détail des vertus de la Thériaque ; je dirai seulement en général qu'elle convient dans la plupart des cas où il faut atténuer les liquides trop épaissis, ou rétablir l'action des solides trop affoiblis : c'est à la Médecine qu'il appartient d'en prescrire l'usage en distinguant les cas : notre ministere se borne à la composition du remède, & à l'éxécution des Ordonnances où il est employé.

Voilà les espéces qui entrent dans la Thériaque d'Andromaque , & comme plusieurs de celles de la Thériaque Céleste sont les mêmes qu'on vient de décrire, il ne me restera qu'à ajouter la description de celles qui appartiennent uniquement à cette dernière Thériaque dont je me suis proposé de donner la dispensation.

THERIACA COELESTIS.

℞	Extracti Opii		drachmas sex.
	Croci Orientalis		drachmam unam.
	Styracis calamitæ		drachmas tres.
	Myrrhæ electæ		unciam semi.
	Galbani ,		
	Mastiches ,		
	Opopanacis, purissimorum ,	ana	scrupulos duo.

Caftorei   fcrupulum unum

Extractorum Cardui benedicti,
     Centaurii minoris,
     Scordii,
     Tormentillæ,
     Contrayervæ,
     Angelicæ Bœmicæ,   ana   unicam femi.
     Vincetoxici,
     Valerianæ majoris,
     Gentianæ,
     Ariftolochiæ rotundæ,   ana.   drachmas tres.

Refinæ Ligni Aloës,
     Ladani,
     Guaïaci,   ana   drachmam unam.
     Zedoariæ,

Camphoræ,   ana.   fcrupulum femi.

Oleorum Macis,
     Cinnamomi,
     Cardamomi,
     Cubebarum,
     Caryophyllorum,
     Corticis Citrei,
     Juniperi,   ana   guttas duodecim.

Balfami Peruviani liquidi,

Olei Nucis Mofchatæ expreffi,   ana   drachmas tres.

Bezoardici mineralis,

Cinnabaris nativæ lævigatæ,

Succini,

Pulveris Viperarum,   ana   unciam femi.

Salium Succini,
     Cornu Cervi, volatilium,   ana
                             drachmam unam femi.

Ambræ cineritæ,   fcrupulum unum.

Extracta, refinæ, & crocus aquâ cinnamomi folutus,
fimul liquefiant in mortario æneo, Balneo Maris; interim
ambra cineritia, facchari candi pauxillo admixta, pulvere-
tur in mortario marmoreo, addendo fenfim camphoram,
falia volatilia & pulveres omnes. Huic mixturæ adjiciatur

oleum nucis mofchatæ, tum & olea effentialia. Maffam hanc cum extractis, refinis & croco in mortario æneo fupradicto concorporabis, quam diù quaffatam, & penitùs coadunatam fervabis ad ufum.

LE CHARDON BENIT, *Carduus benedictus. J. B. enicus fylveftris, hirfutior five Carduus benedictus. C. B. P. & J. R. H.* Eft une plante dont la tige s'éleve à la hauteur d'environ deux pieds, groffe, branchue, velue, portant des feuilles longues affez larges, découpées, velues, garnies de pointes épineufes; fes branches portent à leurs fommets des têtes écailleufes, entourées de quelques feuilles. Chacune de fes têtes foutient un bouquet de couleur jaune. Toute la plante eft fort amére, c'eft fon extrait qui eft employé ici. Elle a plufieurs ufages en Médecine.

LA RACINE DE TORMENTILLE. *Tormentilla fylveftris. C. B. P.* Eft une racine de la groffeur du pouce, nouée, tubeteufe, dure, ligneufe, de couleur brune tirant fur le roux, d'un goût auftere, ftyptique, fon extrait eft employé ici.

LA RACINE DE CONTRAYERVA. *Contrayerva hifpanorum five drakena radix* CLUSII. Eft une petite racine noueufe, qui a beaucoùp de fibres longues, d'une couleur tannée en dehors, blanche en dedans, d'un goût âcre, aromatique; les Efpagnols lui attribuent de grandes vertus contre les venins & les poifons, nous employons fon extrait.

LA RACINE D'ANGELIQUE DE BOHEME, *Angelica fativa. C. B. P.* Eft une racine oblongue, d'où fortent plufieurs groffes fibres, longues, charnues, brune en dehors, blanche en dedans, d'un goût légerement doux, âcre, amer & aromatique, d'une odeur fuave, agréable, c'eft fon extrait qui eft employé ici.

LE VINCETOXICUM, *Afclepias albo flore. C. B. P. & J. R. H.* Eft une plante qui pouffe plufieurs tiges à la hauteur de deux pieds, pliantes, fléxibles. Ses feuilles naiffent oppofées à chaque nœud des tiges deux à deux, oblongues, larges, liffes, fe terminant en pointe, ayant la figure de celle du liere, mais plus longues & plus étroites, fe

fleurs font blanches, d'une odeur affez agréable, fa racine
eft petite, fibreufe, blanche, d'un goût âcre, amer, d'une
odeur défagréable. C'eft auffi fon extrait qui eft employé ici.

L'A R I S T O L O C H E R O N D E, *Ariftolochia rotunda,
flore ex purpura nigro. C. B. P. & J. R. H.* Sa racine eft
groffe, ronde, charnue, ayant des rugofités grifes extérieurement, d'un blanc tirant fur le jaune en dedans, d'une
odeur & d'un goût amer, défagréable; nous nous fervons
ici de fon extrait.

L A D A N U M, *Ciftus ladanifera Crecica flore purpureo
coroll. J. R. H.* C'eft une fubftance gommeufe & réfineufe, que produit le ciftus dont j'ai deja parlé en parlant du
fuc d'hypocrifte. On le doit choifir en maffe brune tirant
fur le noir : il eft tortillé comme les pains de bougie filée.
Quand on le brule, il répand une odeur agréable : il eft
d'un goût amer. Les Orientaux l'employoient dans leurs
bougies odorantes. On en tire par les opérations de la
Chymie, une réfine qui eft employée ici.

L E G U A Y A C, *Guayacum lignum fanctum* P A R C K.
Tout le monde fçait l'ufage du Guayac tant en Médecine
que dans les Arts. C'eft le bois d'un grand arbre qui vient
aux Indes dont l'écorce fe fépare facilement. Cette écorce
eft épaiffe, gommeufe & eft d'ufage. Son bois eft très-dur,
compact, folide, péfant, de couleur de bouis, quelquefois
un peu plus brun, dont les fibres font difpofées en tout
fens, gommeux & réfineux. On employe ici fa réfine qui
eft âcre, amére, & odorante.

L E Z E D O A I R E, *Zedoaria longa,* C. B. P. eft une racine
longue & groffe comme le petit doigt, & couleur cen-
drée extérieurement, blanche en-dedans, d'un goût
âcre, pénétrant, aromatique, approchant de l'odeur du
camphre. On en tire la réfine, elle entre dans notre Thériaque.

L E C A M P H R E, *Camphora officinarum,* C. B. P. eft une
fubftance réfineufe, legere, friable, très-blanche, tranfparente, d'une odeur volatile, forte, pénétrante & défagréable, d'un goût âcre tirant fur l'amer, échauffant beau-

coup la bouche, s'enflammant facilement, brûlant fur l'eau
& confervant fa flamme jufqu'à la fin. Nous recevons le
Camphre en pains orbiculaires, applatis. On le rafine en
le fublimant pour le purifier de fes parties hétérogènes.

LE MACIS, *Macis feu cortex flavus necis Mofchatæ*,
eft une feconde écorce membraneufe, charnue, de couleur
jaune roux. Elle a le goût & l'odeur de la mufcade, elle
lui fert d'enveloppe & s'en fépare quand la mufcade eft
mûre; ainfi c'eft mal-à-propos qu'on nomme le Macis
fleur de Mufcade. Nous employons ici fon huile effentielle.

LES CUBEBES, *Cubcbæ*, J. C. eft un petit fruit de la
forme & de la figure du poivre noir, de couleur brune, grisâtre, blanc en-dedans, odorant, d'un goût âcre aromatique, agréable, moins âcre que le poivre. C'eft leur huile
effentielle qui entre dans notre compofition. On le nomme
poivre à queue. Il vient des Ifles de Java.

LE GIROFLE, *Caryophyllus aromaticus fructu oblongo*,
C. B. P. & J. R. H. Ce font les fruits d'un arbre qui vient
des Indes, de la figure d'un clou; c'eft ce qui lui fait
donner le nom de clou de girofle. On doit le choifir gros,
bien nourri, récent, roux, ou de couleur brune, obfcure,
facile à rompre, fort odorant, d'un goût piquant aromatique, (il fait partie des épices) leur huile effentielle entre
dans notre compofition.

L'HUILE D'ECORCE DE CITRON, eft l'effence que l'on
tire des zefts de l'écorce des citrons; elle eft blanche,
claire, tranfparente, d'une odeur douce, fuave, aromatique, très-agréable, volatile. Il la faut toujours employer
nouvelle; en vieilliffant elle jaunit, devient épaiffe, &
acquiert une odeur de térebenthine.

L'HUILE ESSENTIELLE DE BAYES DE GENIEVRE, *Ju-
niperus vulgaris fruticofa*, C. B. P. & J. R. H. C'eft un
arbriffeau dont le tronc eft menu, dur; quand on le
brûle, il répand une odeur fuave; il pouffe quantité de
rameaux garnis de petites feuilles étroites, longuettes,
dures, pointues, épineufes, toujours vertes; fes fruits font
de petites bayes groffes comme celles du liere, rondes,
vertes au commencement, & deviennent noires quand
elles

elles font mûres, contenant un peu de pulpe rougeâtre, glutineufe, huileufe, aromatique, d'un goût doux, réfineux, un peu âcre, contenant trois ou quatre femences ou pepins. Le Génévrier croît dans les bois.

LE BAUME DU PEROU, *Balfamum peruvianum*, *Balfamum ex peru*, J. B. eft une liqueur huileufe, balfamique, vifqueufe, noire, tirant fur le roux, d'une odeur fuave, douce & agréable, approchant de celle du Storax.

LA MUSCADE, *Nux Mofchata fruEtu rotundo*, C. B. P. Les Mufcades font des fruits ronds, oblongs, très-connus dans les cuifines étant une des épices. Il faut les choifir les mieux nourries, compaétes, récentes, pefantes, d'une odeur fuave, agréable, aromatique.

LE BEZOARD MINE'RAL, eft un beurre d'antimoine fixé par l'efprit de nître, que l'on calcine enfuite, & que l'on édulcore par plufieurs lotions, dont il réfulte une poudre blanche à peu près de la même forme que l'antimoine diaphoretique..

LE CINNABRE, *Cinnabaris nativa. Cinnabaris Carinthiaca.* Le Cinnabre naturel eft une matiere minérale, dure, compaéte, très-pefante, brillante, cryftaline, d'un très-beau rouge, compofée de fouphre & de vif-argent; il s'en trouve en plufieurs lieux d'Allemagne, de Hongrie, d'Efpagne; la Normandie même en fournit, nous préférons celui de Carinthie, comme étant le plus beau & le plus riche en Mercure. J'en ai retiré d'une livre jufqu'à treize onces & demie de mercure coulant. On en fait auffi d'artificiel avec le fouphre & le vif-argent fublimés enfemble. Il y a encore le Cinnabre d'antimoine.

L'AMBRE JAUNE OU KARABE, *fuccinum citrinum*, eft une matiere bitumineufe, qui nous vient de la Mer Baltique; il le faut choifir en morceaux de toute groffeur, dur, compaéte, clair, tranfparent, infipide au goût, fe liquéfiant au feu & s'y enflammant, rendant un odeur forte, pénétrante & bitumineufe. On en fait plufieurs préparations par la Chymie, on en tire un fel qui eft acide, volatil, pénétrant, qui entre dans notre compofition.

E

LE SEL VOLATIL DE CORNE DE CERF. *Sal volatile cornu Cervi*. On le tire par une préparation de Chymie du bois ou corne de cerf; il doit être blanc, solide, volatil, pénétrant, fétide, défagréable. Tout le monde connoît l'animal dont la corne qu'on appelle bois, fournit ce fel.

L'AMBRE GRIS, *Ambra Cineritia*, eft une matiere précieufe, dure, legere, opaque, grife, odorante, qui fe trouve en morceaux de différentes groffeurs, flottant fur les côtes de l'Océan. On doit le choifir de couleur grife, net, fec, leger; d'une odeur douce, fuave, agréable, s'enflammant facilement, & fe confumant en brûlant. Dans la bouche il fe pétrit comme de la cire; lorfqu'il eft mêlé avec d'autres ingrédiens, fon odeur fe développe & devient bien plus confidérable.

APPROBATION.

J'Ai lu par Ordre de Monfeigneur le Chancelier le Manufcrit intitulé, *Expofition & Demonftration publiques de la Theriaque d'Andromaque & de la Thériaque Célefte*, par M. Liége, Apothicaire du Roy. Il me paroît très-digne de l'impreffion. A Paris, ce 12. Novembre 1747.

VERNAGE.

De l'Imprimerie de CH. J. B. DELESPINE, Impr. Lib. ord. du Roi, rue S. Jacques, au Palmier, 1747.

Imprimé en France
FROC032117200120
23228FR00021B/420/P